AF586762

Extrait de la *Revue médicale de la Suisse romande.* 20 Octobre 1903.

Les dérivés de la morphine utilisés en thérapeutique.

DEUXIÈME MÉMOIRE

Apomorphine, Apocodéine, Apodionine

Par le prof. A. MAYOR[1]
et le Dr E. FONTANA, assistant de la Policlinique médicale.

INTRODUCTION

Dans un précédent mémoire[1], entreprenant, au point de vue pharmacodynamique, l'étude comparée des dérives de la morphine usités en thérapeutique, je faisais remarquer que les phénomènes essentiels qui caractérisent l'action de la codéine sont de nature identique à ceux que détermine la morphine; qu'ils sont seulement modifiés, dans leur importance relative, par le fait de la méthylation de cette base, les uns s'en trouvant accentués, les autres atténués au contraire.

En effet, si morphine et codéine commencent par plonger l'animal dans le sommeil pour ensuite le tuer au cours d'une phase de convulsions, avec la première le sommeil est profond, les convulsions tardives et d'intensité moyenne, tandis que la seconde ne fait sommeiller que légèrement le lapin, mais ne tarde pas à le jeter dans une crise de grandes attaques éclamptiformes, au cours de laquelle survient la mort.

D'autre part, pendant la phase de sommeil, morphine et codéine ralentissent toutes deux la respiration comme le pouls et abaissent la tension sanguine; mais ces effets sont d'une intensité bien moindre en ce qui regarde la codéine que pour ce qui est de la morphine,

Il n'en est pas moins vrai que, par le fait des variations dans l'importance des caractères symptomatiques essentiels, le tableau de l'intoxication par la codéine (ou méthylmorphine) semble, au premier abord, différer notablement de celui de la morphine. Or, au contraire, l'homologue supérieur de la codéine, l'éthylmorphine (dont le chlorhydrate est connu sous le nom de dionine) apparaît d'emblée comme une codéine dont les qualités seraient exaltées en quelque sorte. Avec elle, som-

[1] A. MAYOR. Les dérivés de la morphine utilisés en thérapeutique. *Rev. méd. de la Suisse romande,* 1901 1902.

meil plus fugace encore, presque nul ; convulsions d'une intensité formidable ; réduction plus nette de l'abaissement primitif des trois courbes de la respiration, du pouls et de la pression.

Examinant les modifications successives apportées aux qualités fondamentales de la morphine, par sa méthylation, puis par son éthylation, je me suis demandé si cette même marche progressive se répèterait semblable dans la série des dérivés apo de ces trois bases. Comme nous le verrons tout à l'heure, la solution de cette question n'était pas d'intérêt purement théorique : elle pouvait être d'intérêt thérapeutique réel.

Mais, tout d'abord, faisons remarquer que l'étude comparée des trois termes de la série : apomorphine, apocodéine, apodionine [1], réalise la condition que je crois nécessaire à toute étude pharmacodynamique, au moins actuellement. Comme je l'écrivais l'an dernier, il me paraît que la seule méthode que, jusqu'à présent, nous puissions employer avec quelque fruit, consiste à examiner, non pas tel ou tel corps isolément, mais un nombre variable de substances, appartenant à un même groupe pharmacodynamique, et dont l'une, au moins, soit très connue quant à ses effets sur l'organisme humain. En étudiant, chez l'animal, au moyen d'une série de procédés expérimentaux variés, les effets de ce médicament connu, on peut identifier les phénomènes observés aux symptômes que la substance fait apparaître chez l'homme ; puis, reprenant par ces mêmes procédés, l'examen des substances nouvelles ou moins connues, traduire, en quelque sorte, les résultats obtenus et en tirer des conclusions légitimement applicables à la thérapeutique humaine. En un mot, toute étude pharmacodynamique, pour être valable, doit, ce me semble, s'appuyer pas à pas sur les acquisitions déjà anciennes de la clinique ; celle-ci, en retour, recevra, de l'expérimentation, sans laquelle elle ne peut vivre et progresser, l'aide effective qu'elle est en droit d'en exiger.

C'est pourquoi j'avais entrepris alors l'étude comparée de certains des éthers de la morphine, cette substance même et

[1] Pour la commodité de l'exposé, le chlorhydrate d'éthylmorphine étant connu sous le nom de dionine, j'ai conservé le nom d'apodionine au chlorhydrate d'apoéthylmorphine. Nous devrions donc dire, non pas : apomorphine, apocodéine, apodionine, mais : chlorhydrate d'apomorphine, chlorhydrate d'apocodéine, apodionine. Je pense que l'on voudra bien excuser l'abréviation que nous nous permettons, étant convenu que nous avons utilsé dans toutes nos expériences le chlorhydrate des bases que nous étudions ici.

son éther méthylique, la codéine, pouvant, par le fait de leur emploi fréquent et relativement ancien chez l'homme, fournir un point de comparaison très solide. Aujourd'hui nous avons affaire à deux substances, l'apomorphine et l'apocodéine, dont nous connaissons, quant aux points essentiels, l'activité vis-à-vis de l'organisme humain. Reprenant l'étude des effets qu'elles provoquent chez les animaux de laboratoire, nous allons, chez ces mêmes animaux, leur comparer une substance nouvelle : et, par une opération de l'esprit facile à saisir, nous pourrons dès lors supposer, avec quelque chance de ne point trop errer, ce que notre nouvelle substance sera capable de produire chez l'homme.

Je ne veux pas terminer cette introduction sans remercier vivement de son aide obligeante M. le prof. Amé Pictet, qui a bien voulu se charger de fabriquer l'apodionine que nous avons utilisée pour notre travail. Nous lui sommes infiniment reconnaissant de l'intérêt qu'il a aimablement pris à nos recherches.

A. M.

I. — Effets généraux.

§ 1. — *Apomorphine, apocodéine.*

Lorsque, dans la série que nous allons étudier, nous comparons entre elles les deux substances dont nous connaissons les effets en thérapeutique humaine, c'est-à-dire l'apomorphine et l'apocodéine, nous constatons d'emblée, il faut l'avouer, que les qualités de l'homologue supérieur ne se trouvent plus aussi évidemment représentées, comme en germe, dans les propriétés de l'homologue inférieur, que cela n'était le cas lorsque nous nous adressions à la morphine et à la codéine.

Apomorphine et apocodéine tuent, il est vrai, l'animal de même façon, c'est-à-dire au cours d'une crise éclamptiforme, crise semblable, quoique moins intense, à celle que provoquent la morphine et la codéine. Mais les emploie-t-on à dose modérée, les phénomènes qu'elles provoquent paraissent bien différents selon qu'il s'agit de l'une ou de l'autre substance.

L'*apomorphine,* chacun le sait, fait vomir non seulement l'homme, mais certains animaux. Ce qui, par contre, est de connaissance moins vulgaire, c'est que le vomissement n'est pas le seul symptôme caractéristique de son action chez l'animal.

Le chien qui vient de recevoir une dose suffisante d'apomorphine, de gai, entrain. même un peu agité qu'il était tout à l'heure, ne tarde pas à devenir notablement plus tranquille ; il semble comme songeur. Puis le malaise nauséeux s'annonce par le léchage du nez, par la salivation ; et enfin survient le vomissement, unique ou multiple, suivant la dose utilisée. Seulement tout ne se termine pas là. Dans la plupart des cas, après un instant, l'animal va s'agiter de nouveau, mais alors sans gaîté, sans intelligence même. Laissé en liberté, il commence à travers le laboratoire un voyage sans fin et sans but, évitant soigneusement les obstacles, et cependant sourd à la voix qui l'appelle, fuyant effaré lorsqu'on l'approche. Enchaîné au pied d'une table, il tournera parfois des heures entières autour du point d'attache, inconscient, s'embarrassant dans sa chaine, incapable de se dégager ; il est un peu faible du reste, car souvent il présentera la démarche hyénoïde caractéristique de l'action de la morphine.

Ce délire est plus accentué encore chez le chat ; il est identique alors à celui que la morphine provoque chez cet animal. Mais il n'est rien encore auprès de celui des animaux qui ne vomissent point, celui du lapin, par exemple, que déjà signalait Harnack. Presque aussitôt après l'injection si l'on a choisi la voie sanguine, un temps variable suivant la dose employée si l'on a pratiqué l'injection sous-cutanée, l'animal devient inquiet, craintif, agité. Cette agitation va croissant et se transforme bientôt en une course effarée. Ignorant les obstacles, l'animal bondit à travers la salle qu'il parcourt d'un angle à l'autre, ou bien il se lance follement contre les parois comme pour les escalader. Puis il finit par se calmer un peu, mais alors il commence à lécher, puis à ronger le plancher, patiemment, sans hâte, mais sans cesse. Sans discernement, comme dans un rêve, il mordille tout objet qu'il rencontre, n'en appréciant point la qualité, s'adressant aussi bien au coton imbibé de chloroforme qu'il redoute tant à l'état normal, qu'au croûton de pain, dont du reste il n'avalera pas une miette. Cet état durera jusqu'à ce que se soit enfin détruit ou éliminé le poison que l'on a introduit dans la circulation.

Quant à l'*apocodéine*, contrairement à ce que l'on avait cru jusqu'au travail que Guinard[1] publia à son sujet en 1893, elle ne

[1] Guinard. Contribution à l'étude physiologique de l'apocodéine, *Lyon médical*, 1893, vol, LXXIII, p. 69, 145, 354, 391, 433, 464, 500, 548.

fait point vomir le chien, et loin de le faire délirer, elle le plonge, comme du reste le lapin, dans une somnolence qui devient bientôt un véritable sommeil. Ce sommeil, infiniment plus léger que celui de la morphine, ressemble, au contraire, à celui de la codéine. Il s'accompagne d'affaiblissement musculaire, plus accentué chez le lapin dont les membres glissent sur le sol et laissent le ventre reposer jusqu'à terre, que chez le chien qui ne présente que bien rarement la démarche hyénoïde.

Mais si l'apocodéine ne fait pas vomir, elle purge. Ce fait signalé pour la première fois par Guinard, se reproduit chez l'homme, ainsi que Toy [1] l'a démontré en 1895, avec la dose de 0,01 centig. injectée sous la peau. Mais ce que Toy cherchait chez ses malades, c'était le calme et le sommeil, qu'il obtenait du reste. Ce n'est qu'incidemment qu'il note l'absence de tout vomissement et l'effet laxatif survenu. Par contre, en 1900, Raviart et Bertin [2] ont, de propos délibéré, tenté de purger leurs malades au moyen de l'apocodéine : 25 fois sur 34, ils ont réussi et obtenu une à trois selles, et ceci même dans certains cas de constipation chronique.

D'autre part, les applications de l'apocodéine à la thérapeutique humaine semblent avoir prouvé qu'elle serait moins nocive pour le cœur que l'apomorphine, dont on sait qu'elle a provoqué parfois des collapsus inquiétants.

Ici, par conséquent, la méthylation de la base a modifié son action pharmacodynamique et thérapeutique d'une façon plus marquée, semble-t-il, que cela n'était le cas lorsque nous passions de la morphine à la codéine.

§ 2. — *Apodionine.*

Mais en se rappelant combien nettement la dionine paraît une codéine exaltée dans ses qualités, combien elle est plus identique, dans cette action renforcée, à son homologue immédiatement inférieur que celui-ci ne l'est à la morphine, on pouvait se demander si, pour les dérivés apo, le même phénomène ne se reproduirait pas. Quelqu'importantes que soient, en apparence, les différences qui séparent l'apomorphine de l'apo-

[1] Toy. Communication au *Congrès des neurologistes* tenu à Bordeaux en 1895.

[2] Raviart et Bertin. Effets favorables de l'apocodéine en injection sous-cutanée contre la constipation. *Echo méd. du Nord*, 1900, pp. 551, 557. Anal. in *Gaz. hebd. de méd. et de chir.*, 1901, n° 10, p. 117.

codéine, ne pouvait-on espérer néanmoins, qu'en passant de cette dernière à l'apodionine, on se trouverait en face simplement d'une apocodéine renforcée? Et, dès lors, l'apodionine ne pourrait-elle point devenir, pour l'homme, un purgatif souscutané plus puissant, plus sûr que l'apocodéine? On était, semble-t-il, d'autant plus en droit de l'espérer que, lorsque, avec la dionine, on arrive aux doses subconvulsivantes, on provoque, assez souvent, des selles diarrhéiques, parfois sanguinolentes, phénomène qui appartient aussi à l'intoxication par la morphine, mais qui, avec ce dernier alcaloïde, est, à dose équivalente, moins constant et surtout moins intense.

Malheureusement les essais [1] que nous avons faits avec l'apodionine que nous devions à l'obligeance de M. Amé Pictet n'ont pas été très encourageants. L'apodionine, loin de se montrer plus active que l'apocodéine, n'a produit que des effets purgatifs très inconstants. Et d'autre part, il lui est arrivé assez souvent de faire vomir le sujet en expérience, parfois même sans l'avoir purgé.

Il est vrai que, en raison de ce que nous n'avions qu'une faible quantité de substance pour procéder à nos expériences, nous n'avons pu faire des essais avec de fortes doses, mais le tableau suivant, dans lequel nous résumons nos tentatives, ne paraît pas promettre que l'accentuation de la dose puisse amener des résultats beaucoup plus brillants. Les effets obtenus sont d'une variabilité inexplicable, et, d'autre part, c'est parmi les chiens qui ont reçu sous la peau les doses les plus considérables relativement à leur poids que l'on trouve les animaux que l'apodionine n'a fait ni vomir ni aller à la selle.

Nous désignons chaque animal sur lequel nous avons expérimenté par une lettre dénominative, ceci en raison du fait que nous avons utilisé plusieurs fois le même chien, et qu'il y a lieu, en pareil cas, de tenir compte des sensibilités individuelles.

N°	Lettre dénominative	Poids	Dose totale	Dose par Kilos	Effets observés
		Kil.	gr.	gr.	
1.	A	10	0.01	0.001	Diarrhée.
2.	A	10	0.02	0.002	—
3.	A	10	0.02	0.002	—
4.	A	10	0.02	0.002	—
5.	B	18	0.03	0.0016	—

[1] Le détail de ces expériences se trouve relaté dans la thèse de M. E. Fontana. Etude expérimentale sur les effets généraux et cardio-vasculaires de l'apodionine, *Thèse de Genève*, 1903.

N	Lettre dénominative	Poids	Dose totale	Dose par kilos	Effets observés
6.	C	4	0.02	0.005	Vomissements et diarrhée.
7.	D	6	0.02	0.003	—
8.	E	5 1/2	0.01	0.002	Vomissements.
9.	F	8	0.01	0.0013	—
10.	G	24	0.18	0.0075	Vomissements.
11.	D	6	0.02	0.003	—
12.	C	4	0.01	0.0025	—
13.	H	12	0.06	0.005	Démang. et simpl. nausées
14.	H	12	0.06	0.005	—
15.	A	10	0.09	0.009	—
16.	A	10	0.02	0.002	—
17.	B	18	0.02	0.0055	—
18.	D	6	0.06	0.006	—

Comme nous le voyons, certains animaux n'ont pas présenté autre chose que des démangeaisons au niveau de la piqûre. Ces démangeaisons sont constantes avec chacune des trois substances. Elles sont plus accentuées cependant avec l'apodionine.

Enfin il est juste d'ajouter que, sur les neuf expériences que nous avons faites avec l'apocodéine en injection hypodermique sur des chiens dont le poids variait de quatre à six kilos, la dose de 1 centigr. (pour l'animal) a été sans effet; celle de 2 centigr. a donné la diarrhée deux fois, et est restée deux fois sans effet; celle de 3 centigr. a purgé le chien qui l'avait reçue. La dose de 5 centigr. a été injectée trois fois sans succès.

Néanmoins ce qu'il reste de cette première partie de notre exposé, c'est qu'au point de vue des effets gastro-intestinaux, l'apodionine, au lieu de s'écarter de l'apomorphine plus encore que ne le fait l'apocodéine, se rapproche, au contraire. de la première et vient occuper, entre elles deux, une place intermédiaire.

Ceci est vrai encore à d'autres points de vue. Nous l'avons dit, l'apomorphine fait délirer le chien, tandis que l'apocodéine l'endort. Or l'apodionine ne modifie guère le caractère de l'animal. Après les injections même les plus fortes que nous ayons faites, jamais nous n'avons observé la moindre tendance au délire. Parfois, par contre, il y a eu un peu d'incertitude de la démarche, un léger degré de faiblesse des membres postérieurs. Assez souvent l'animal se couchait sans s'endormir ; il paraissait être sous l'influence d'un corps sédatif mais incapable d'imposer le sommeil, même la somnolence. A ce point de vue, cependant, l'apodionine semblait se rapprocher de l'apocodéine plus que de l'apomorphine.

Mais, chez le lapin, il en est autrement : le tableau semble constitué d'un mélange des effets carectéristiques des deux alcaloïdes : apomorphine et apocodéine. Toutefois le délire reste médiocre ; il s'agit le plus souvent d'une simple agitation sur place ; ou bien, de temps à autre, on entend l'animal frapper brusquement le sol des membres postérieurs, ainsi qu'il le fait lorsque, en liberté, il soupçonne quelque danger. L'un de nos animaux, après s'être agité quelque peu, se mit à lécher le sol.

Pour des lapins de 13 à 1700 grammes, aussitôt que l'on atteint la dose de 2 centigr., une fois passée, cette première période d'excitation, l'animal tend à se parésier, les membres glissent sur le sol amenant le décubitus abdomino-pectoral, la tête vient s'appuyer sur les pattes antérieures étendues. Et cependant il n'y a pas ici un état de somnolence aussi net que sous l'influence de l'apocodéine ; du reste avec cette dose de 2 centigr. cette phase de parésie est assez passagère.

Ici, par conséquent, l'apodionine reprend nettement sa place intermédiaire entre les deux autres substances.

II. — Toxicité brute.

La toxicité brute de l'apodionine se montre, elle aussi, intermédiaire entre celle de l'apomorphine et celle de l'apocodéine. Nous avons repris les expériences destinées à fixer cette toxicité par le procédé de Bouchard, Le chiffre indiqué par Guinard [1] pour l'apomorphine chez le lapin ne pouvait nous être utile, en raison du fait qu'il avait été obtenu en injectant une solution à 2 %, tandis que nous désirions employer ici une solution plus faible, celle au 1/250e, titre que nous avions adopté dans toutes nos expériences antérieures sur les dérivés de la morphine.

Nous avons procédé de la même façon que lors de ces recherches ; nous utilisions un vase de Mariotte dont on pouvait faire varier, en tout instant, la hauteur au-dessus du plan de la table d'expérience, de façon à obtenir, autant que faire se peut, un écoulement régulier se faisant à raison de 3 cc. par minute.

[1] L. Guinard. La morphine et l'apomorphine. *Thèse de Lyon*, 1898.

Dans ces conditions les chiffres moyens que nous avons obtenus pour les équivalents toxiques des trois corps que nous étudions sont les suivants :

Chlorhydrate d'apomorphine....	0 gr. 108 milligr.
Apodionine..................	0 gr. 084 milligr.
Chlorhydrate d'apocodéine.....	0 gr. 054 milligr.

On le voit, la toxicité brute de ces alcaloïdes chez le lapin va croissant lorsqu'on passe de l'apomorphine à l'apodionine, puis à l'apocodéine. Ce qui ne signifie point forcément, soit dit en passant, que l'apocodéine risque d'être plus toxique chez l'homme que l'apomorphine. En étudiant la morphine et la codéine, nous nous sommes déjà trouvés en présence de deux substances dont celle qui possède la toxicité brute la plus forte chez l'animal est aussi la plus innocente chez l'homme; et nous avons établi la raison de cette discordance apparente, en faisant observer que ce qui constitue le danger, pour l'homme, dans l'usage de ces médicaments, c'est l'action délétère, plus ou moins puissante, qu'ils exercent sur le centre respiratoire. Dans la série que nous étudions aujourd'hui la clinique nous enseigne que le danger est au cœur; et j'ajouterai dès maintenant que ce danger me paraît résulter d'une influence complexe de la substance, qui, d'une part, atteint l'appareil circulatoire d'une façon intense et directement, d'autre part l'influence indirectement, et dans le sens de la dépression, par le fait qu'elle exerce une action vomitive. Or l'on sait combien puissamment la nausée et le vomissement, affaiblissent le pouls. Il ne suffira donc point, pour apprécier la toxicité possible, chez l'homme, des substances que nous étudions, de calculer leur action sur le cœur et les vaisseaux : il faudra faire entrer en ligne de compte la valeur de l'état nauséeux qu'elles sont capables de produire.

III. — Injections intracraniennes

Ces premiers résultats acquis, nous eûmes l'idée d'étudier ce que donnerait chez le cobaye l'injection intracérébrale de nos trois alcaloïdes[1]. En employant ce procédé expérimental, nous verrons encore l'apodionine occuper cette position intermédiaire entre les deux autres que nous lui avons vu choisir

[1] Les expériences d'injections intracraniennes ont porté sur trente cobayes.

jusqu'à présent, soit que nous ayons considéré la valeur toxique de ces substances, soit que nous ayons observé, chez le chien, leurs effets sur l'appareil digestif, soit enfin que, chez ce même animal et chez le lapin, nous ayons examiné les manifestations d'ordre psychomoteur qu'elles développent lorsqu'on les injecte dans la veine ou sous la peau.

Nous avons eu déjà l'occasion, l'an dernier, de faire remarquer, après Léon Bernard [1], que le procédé d'injection intracérébrale était trop infidèle, les causes d'erreur trop difficiles à éviter, pour qu'on puisse, par son moyen, obtenir des renseignements exacts sur la valeur toxique des substances étudiées. On ne peut tirer quelque conclusion que lorsque la toxicité, appréciée par voie intracranienne, varie du simple au double, ou même plus, ainsi qu'il arrive lorsqu'on compare la morphine à la codéine, puis à la dionine. Encore faut-il multiplier les expériences, et la quantité modérée d'apodionine dont nous disposions ne nous l'a pas permis. Nous y avons renoncé d'autant plus facilement que ce sont les injections profondes, celles qui tombent d'emblée dans le ventricule latéral, qui donnent les renseignements les plus exacts quant à la toxicité, et qu'en même temps ce sont elles qui offrent l'intérêt le plus restreint quant à la qualité des symptômes observés. En effet, ici comme pour la morphine et la codéine, l'injection profonde, quel que soit le corps adopté, donne lieu à la convulsion épileptique du type que nous avons nommé « de Brown-Séquard ». A ces convulsions si caractéristiques, succède l'état de mal éclamptique dont l'aspect varie peu lui-même. Parfois, soit que la substance ait été plus diluée, soit que la dose ait été par trop abaissée, soit enfin que le corps soit un peu moins excitant (c'est le cas de l'apocodéine), le roulement remplace la crise de Brown-Séquard. C'est déjà ce que nous avons observé avec les éthers de la morphine.

Ce sont, par contre, les injections superficielles, c'est-à-dire celles qui déposent le poison dans l'épaisseur de la circonvolution tout en le laissant partiellement s'épancher à la surface du cerveau, qui nous ont donné les résultats les plus intéressants.

Ici, avec l'*apomorphine* comme avec la morphine, nous avons obtenu du délire, suivi ou entrecoupé de crises épileptiques du type jacksonien. Mais, tandis que, sous l'influence de la mor-

[1] L. Bernard. Étude critique des méthodes de détermination de la toxicité du sérum sanguin et de l'urine, *Rev. de méd.*, 1900, p. 176.

phine, le délire affecte exclusivement la forme procursive, sous celle de l'apomorphine, si l'on voit reparaître la fuite aveugle et éperdue, l'attaque délirante commence presque toujours par la tendance à ronger sans intelligence et automatiquement. L'animal se promène sur la table, rongeant comme il le fait sous l'influence des solutions très étendues de cocaïne, et rongeant sans discernement, d'un mouvement égal et régulier, non seulement la surface de la table que sa dent n'entame point du reste, mais aussi tout ce qu'il rencontre : bouchon, fragment de papier, verre, et même morceaux de pain ; mais, vis-à-vis de ces derniers, il ne se comportera pas autrement que vis-à-vis des objets non comestibles de tout à l'heure ; il donnera un coup de dent ou deux, et passera sans autre.

Il est impossible, en face de ce tableau, de ne pas se rappeler que le lapin dans les veines duquel on injecte l'apomorphine, présente, une fois passée l'agitation du début, ce même genre de délire auquel j'ai pris la liberté d'appliquer l'épithète, que l'on comprendra facilement, de *professionnel*.

Et, vis-à-vis de cette constatation, il est impossible aussi de ne pas reconnaître que, s'il n'a pas été encore étudié dans ses détails d'une façon suffisante pour nous être d'un très grand secours, le procédé d'expérimentation qui consiste à choisir la masse cérébrale comme porte d'entrée des médicaments doit cependant avoir sa valeur et n'être pas condamné, comme semble le croire Lewin [1], à ne donner que des tableaux d'une inutile et lassante banalité.

Quant aux convulsions qui, lorsque la dose est suffisante (c'est-à-dire lorsqu'elle oscille entre $^1/_2$ et 1 milligr.), quant aux convulsions, disons-nous, qui, bientôt, viennent entrecouper les accès délirants ou bien les remplacent totalement, elles sont du même type que celles que nous avons obtenues avec les injections superficielles de morphine. Débutant par la face, qui se tord et grimace, elles envahissent la région cervicale, rejetant la tête vers le dos ou sur le côté, et l'agitant de secousses rythmées qui se propagent bientôt au membre antérieur, puis à tout le tronc, ainsi qu'aux membres abdominaux. Parfois l'attaque est assez intense pour amener la chute de l'animal qui, l'orage passé, pourra se relever et, après un instant d'ahuris-

[1] Lewin. Beitrage z. Lehre v. d. natürlichen Immunitat. *Deutsche med. Woch.*, 1899 p. 39.

sement, sera parfois même capable de délirer plus ou moins longtemps, avant que survienne une crise nouvelle. Mais il arrive presque toujours un moment où les attaques, devenant subintrantes, perdent leur caractère jacksonnien pour réaliser une sorte d'éclampsie à convulsions alternativement toniques et cloniques, au cours de laquelle le cobaye se hérisse, pâlit, et finit par succomber. Nous avons décrit déjà cet état convulsif dans ses détails[1]; nous nous bornons ici à en rappeler les traits principaux.

Il nous reste à examiner comment se comportent les animaux auxquels on injecte soit l'apocodéine soit l'apodionine.

L'*apocodéine* nous a paru un peu moins excitante que l'apomorphine. En injection profonde tout d'abord, à dose et à dilution égales, il lui arrive, nous l'avons vu déjà, de donner lieu à la rotation suivant l'axe longitudinal, tandis que l'apomorphine provoque la convulsion de Brown-Séquard. Puis, en injection superficielle, elle donne un délire moins intense; le rongement est moins constant, moins persistant, le délire de fuite fait plus souvent totalement défaut, et, lorsque la dose est de $1/2$ à 1 milligr., il arrive parfois que la convulsion jacksonienne représente le seul phénomène caractéristique de l'intoxication. C'est un genre de tableau que nous avons vu se réaliser avec la dionine.

L'*apodionine,* par contre, reproduit d'une façon presque exacte le tableau qui caractérise l'apomorphine. Cependant il nous a paru que le délire professionnel était moins prolongé, tandis que le délire procursif n'était guère atténué et que les crises jacksoniennes ne différaient point. Mais le corps semble nettement plus toxique par voie intracranienne que ne l'est l'apomorphine; les animaux succombent presque fatalement à la dose de 1 milligr. d'apodionine en solution 2 %, tandis que la même quantité d'apomorphine les laisse le plus souvent survivre.

En somme, jusqu'à présent, ce que nous avons retiré de ces examens préliminaires, c'est cette notion, inattendue, qu'aux divers points de vue que nous avons envisagés, l'apodionine occupe une place intermédiaire entre l'apomorphine d'une part, l'apocodéine de l'autre.

[1] A. Mayor, loc. cit.

L'apomorphine fait vomir le *chien*, puis le fait délirer.

L'apocodéine le purge et l'endort.

L'apodionine tantôt le purge, tantôt le fait vomir, tantôt, ajoutons-le, reste sans effet; mais, d'autre part, elle ne le fait ni dormir ni délirer.

Quant au *lapin*, l'apomorphine l'excite violemment; l'apocodéine le parésie et l'endort; l'apodionine, qui le parésie sans l'endormir nettement, ne l'excite préalablement que d'une façon modérée, et qui n'a nulle similitude avec l'état de délire intense que, chez le même animal, provoque l'injection intraveineuse d'un centigr. d'apomorphine.

D'autre part, la valeur de l'équivalent toxique de l'apodionine est comprise entre celle qui représente l'équivalent de l'apomorphine et celle qui caractérise l'équivalent de l'apocodéine.

Enfin, en injection intracérébrale, l'apodionine se montre plus semblable dans son action à l'apomorphine, mais moins excitante que cette dernière; l'apocodéine semble moins excitante encore.

Le fait paraît un peu bizare au premier abord. M. le prof. Amé Pictet m'a fait observer, toutefois, que lorsqu'on compare, quant à leurs propriétés physiques, les éthers d'une série donnée, il arrive parfois que le dérivé méthylé diffère plus du corps primitif que ne le fait le dérivé éthylé : en un mot, qu'il se passe ici quelque chose de semblable à ce que nous venons de voir avec l'apocodéine et l'apodionine comparativement à l'apomorphine.

Au point de vue de la toxicité, on serait tenté de rappeler que le phénomène se produit dans la série des alcools de la série grasse, si, dans leur travail bien connu, MM. Joffroy et Serveaux [1] ne s'étaient élevés contre cette notion, jusqu'à eux classique, que l'alcool méthylique serait plus toxique que l'alcool éthylique.

IV. — Effets cardiovasculaires

§ 1. — *Intérêt de l'étude de ces effets.*

Quoi qu'il en soit, il n'en résulte pas moins que, si l'on se fie à l'expérimentation chez les chiens, nous n'avons pas vu se réali-

[1] Joffroy et Serveaux. Mensuration de la toxicité vraie de l'alcool méthylique, etc... *Arch. de méd. exp.* T. VIII, 1896, p. 472 ; et : Mensuration de la toxicité vraie de l'alcool éthylique. *Ibid.*, T. IX, 1897 p. 682.

ser l'espérance que nous avions conçue de trouver, en l'apodionine, un purgatif agissant par injection sous-cutanée d'une façon plus sûre et plus énergique que l'apocodéine.

Mais puisque l'apodionine fait assez souvent vomir le chien, on pouvait se demander si, chez l'homme, elle ne devrait pas être utilisée en tant que vomitif, quitte à risquer de voir s'établir l'effet émétocathartique, que sont capables, du reste, de produire tous nos émétiques, et que nous recherchons parfois de propos délibéré. Seulement il fallait, pour que l'apodionine fût supérieure à l'apomorphine, que la première fût dépourvue des actions accessoires et nocives qui ont fait renoncer à l'emploi courant de la seconde.

On le sait, ce qui a enrayé l'essor de l'apomorphine en tant que vomitif, ce sont les accidents de collapsus cardiaques tels qu'ils se sont réalisés, par exemple, dans le cas publié par M. Prevost [1], ou bien les phénomènes de dépression intense avec faiblesse musculaire réalisant une sorte d'état paralytique généralisé (cas de Harnack) [2].

Ces deux ordres d'accidents sont extrêmement pénibles et, à juste titre, inquiètent vivement soit le patient, soit le médecin.

Les cas de collapsus cardiaque surtout, les plus nombreux, ont été parfois si menaçants pour la vie du malade, que l'apomorphine est tombée dans un profond discrédit. Si dans ces dernières années elle a été recommandée de nouveau, c'est dans des circonstances très spéciales; et encore la recommandation s'accompagnait-elle de phrases restrictives très caractéristiques. Nous en pouvons donner comme exemple l'article du prof. Rabow [3] : l'auteur ayant obtenu de bons résultats de l'emploi de l'apomorphine comme hypnotique chez les aliénés, recommande de ne point faire passer ce procédé dans la pratique vulgaire, de le réserver à certains aliénés qui résistent à d'autres médicaments, et, d'ailleurs, de l'éviter chez les individus affaiblis, âgés, ou chez les enfants peu vigoureux.

Pour se rendre compte de la possibilité de remplacer avec avantage l'apomorphine par l'apodionine, il fallait donc établir quelle était l'intensité relative des actions cardiovasculaires

[1] J.-L. Prevost. Note relative à un cas de collapsus inquiétant produit par l'apomorphine, *Gaz. hebd. de méd. et de chir.*, 1875, n° 2.

[2] Harnack. *Münch. med. Woch.*, 1892, n° 11.

[3] S. Rabow. Apomorphin als Beruhigungs und Schlafmittel, *v. Leyden Festschrifft*, Bd. II, 1902, Anal. in *Therapeutische Monatsh.* 1902, p. 376.

chez chacun des membres de a triade que nous étudions, et, pour cela, examiner ces actions en se servant, avec les trois substances, d'une méthode identique.

Utilisant, comme appareil enregistreur, le kymographion de Ludwig, nous avons recherché les modifications que font subir à la pression sanguine et au pouls, l'apomorphine, l'apocodéine et l'apodionine, et ceci chez le chien d'une part, chez le lapin d'autre part. La quantité restreinte d'apodionine que nous possédions n'a pas permis de multiplier énormément, et autant que nous l'aurions désiré, les expériences de ce genre. Elles ont porté sur trente-trois animaux seulement.

Les solutions utilisées ont été titrées à raison de 1 °/₀ pour le chien, 2 °°/₀₀ ou 1 °°/₀₀ pour le lapin selon les cas Elles étaient injectées à une vitesse de 1 cc. de deux en deux minutes. Et, pour éviter l'action trop brutale du poison sur le cœur, nous avons utilisé le procédé que nous préconisons volontiers, c'est-à-dire l'injection pratiquée, très doucement, dans le bout central de l'artère fémorale saisie dans le triangle de Scarpa.

Comme il fallait s'y attendre les phénomènes généraux de l'action de ces médicaments (sommeil ou délire, nausées et vomissement) sont venus influencer la forme des tracés que nous avons obtenus. Ces modifications, nous devrons les interprêter pour pouvoir tirer quelque conclusion utile de nos graphiques.

§ 2. — *Apocodéine.*

L'apocodéine étant un corps sédatif, hypnotique, a donné lieu, comme on pouvait le prévoir, à l'abaissement de la pression sanguine et au ralentissement du pouls. et ceci aussi bien chez le lapin que chez le chien.

L'examen du graphique recueilli chez le chien nous montre cependant une chose : l'importance extrême de l'abaissement de tension relativement à la valeur modérée du ralentissement cardiaque. L'abaissement de tension a été si considérable que, dans le graphique, nous avons dû. pour éviter d'étendre par trop la figure que nous donnons, adopter une échelle des pressions différente de celles qui sont utilisées pour nos autres tracés. Dans ces dernières figures, l'intervalle entre les ordonnées répond à des différences 2 millimètres HG. Dans la figure I cet intervalle représente 4 millimètres HG.

L'interprétation de cet abaissement de tension nous paraît,

malgré l'opinion diamétralement opposée soutenue par Guinard, résulter de ce que l'apocodéine est un corps violemment vasodilatateur. Lorsque l'expérience est faite sur un chien à poil ras et à tégument modérément pigmenté, cette vasodilatation apparaît, dès les premières injections, avec une intensité rare. En voyant la peau de l'animal, à peine rosée tout à

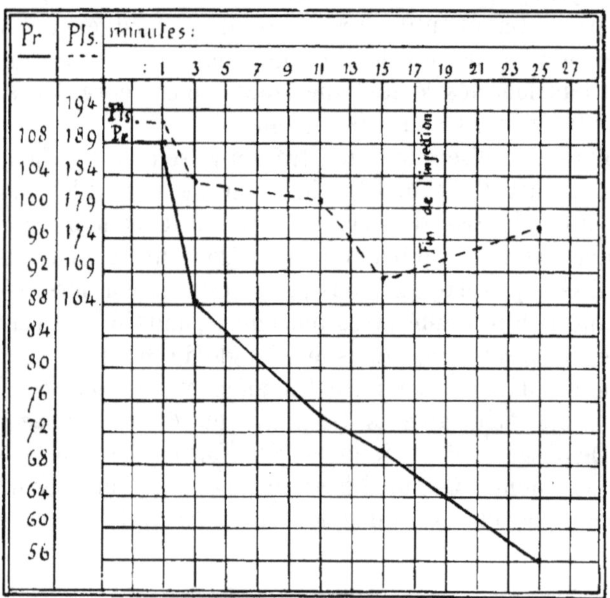

Fig. I. — Apocodéine chez le chien, sol. 1 %, vitesse 1 cc. de 2 en 2 minutes.

l'heure, se colorer avec une vivacité pareille à celle que provoquerait l'inhalation d'abondantes vapeurs de nitrite d'amyle, on s'explique facilement qu'au même instant où apparaît cette rougeur, l'aiguille du manomètre descende rapidement.

La même raison nous explique la modicité du ralentissement cardiaque. Il est assez faible, en effet, pour que, dans certaines circonstances, en raison de quelque incident opératoire, ou par le fait de l'individualité de l'animal en expérience, elle ait pu se transformer en une accélération. Mais la règle, répétons-le, est ici le *ralentissement du pouls*.

Chez le lapin, du reste, le double tracé est constamment semblable au type que nous venons de figurer et se caractérise par un abaissement notable de la tension, accompagné d'un ralentissement du pouls plus accentué qu'il ne l'est chez le chien.

Ajoutons que les phénomènes que nous venons de signaler font place, à un moment donné, à un état inverse, le pouls s'accélérant un peu, tandis que la pression tend à remonter. Mais presque aussitôt éclate alors l'état convulsif, dont cette modification était le prélude. Ceci nous rappelle ce que nous avons vu avec la morphine ou la codéine, mais avec cette différence qu'ici le relèvement des courbes est bien moins précoce et bien plus rapidement suivi de l'apparition de l'attaque éclamptique. Du reste cette période convulsive de l'intoxication étant sans intérêt pour nous, nous négligerons par la suite de nous en occuper. Nous ne l'avons citée ici que pour mémoire et nous nous bornerons à remarquer que, très violentes, avec l'apomorphine, les convulsions sont très modérées avec l'apocodéine, d'intensité moyenne avec l'apodionine.

§ 3. — *Apomorphine.* — *Apodionine.*

Observe-t-on ce qui se passe avec les deux autres corps, on saisit d'emblée qu'une parenté évidente les unit, tandis que, l'un et l'autre, ils diffèrent notablement de l'apocodéine.

Chez le lapin, par exemple, on les voit tous deux faire monter la pression et ralentir le pouls. Le ralentissement du pouls est un phénomène dû évidemment à l'action directe de la drogue sur le cœur. Quant à l'ascension de la pression dont nous indiquons la valeur dans la figure II, elle paraît être en relation avec l'agitation délirante que produisent ces substances ; aussi la voit-on plus intense avec l'apomorphine qu'avec l'apodionine.

Est-ce à cette augmentation de la pression qu'on doit attribuer le fait, au premier abord absolument paradoxal, que l'apomorphine et l'apodionine abaissent le nombre des battements du cœur plus que ne le fait l'apocodéine? Cette dernière, nous l'avons vu, tout en ralentissant le pouls, même chez le chien, n'impose pas à cet animal une bradycardie bien accentuée ; et ceci nous a paru en rapport avec l'énorme vasodilatation périphérique que produit la substance. Faut-il admettre, inversément, que si l'apomorphine et l'apodionine, substances excitantes, ralentissent le cœur plus que ne le fait l'apocodéine, substance sédative, l'on en doit chercher la raison dans cette hypertension, liée elle-même intimement à l'excitation qu'elles provoquent et fonction, sans doute, d'un certain degré de vasoconstriction ? Nous avouons que cette hypothèse est celle qui nous paraît la plus plausible.

Quoi qu'il en soit, et pour traduire en chiffres le fait que

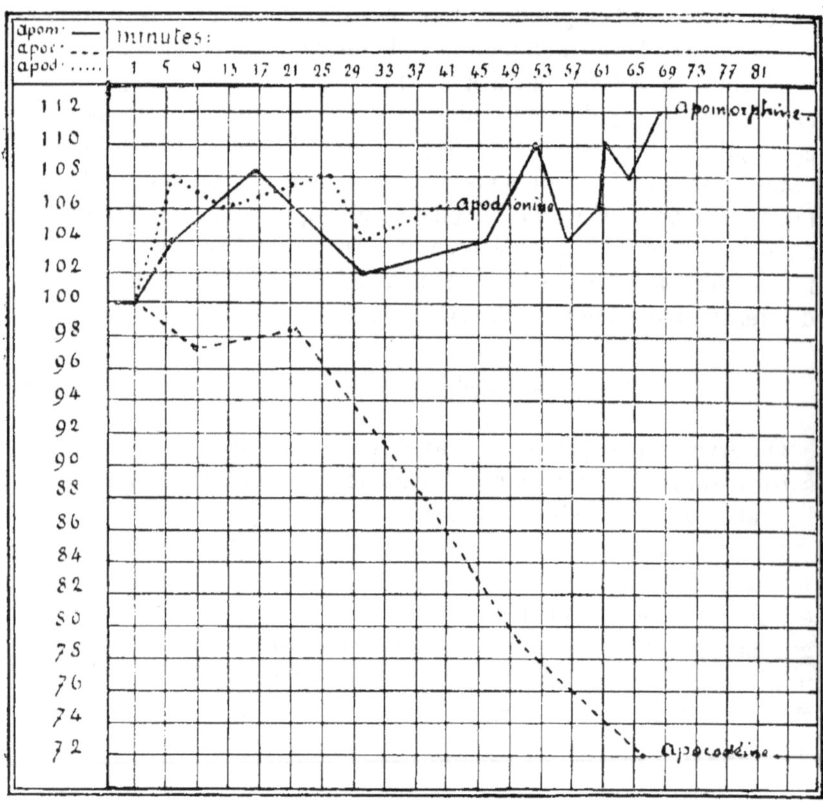

Fig. II. — Modifications de la pression, rapportée à 100 comme valeur initiale, sous l'influence de l'apomorphine, de l'apocodéine et de l'apodionine (chez le lapin).

nous signalons, nous voyons, dans des conditions identiques d'expérimentation, l'apodionine réduire le nombre des battements du cœur au 70 °/₀ du chiffre primitif — tandis que l'apomorphine le réduit au 77 °/₀ — et que l'apocodéine ne le ramène qu'au 82 °/₀

Faisons remarquer dès maintenant, que ce fait que des corps excitants (apomorphine, apodionine), loin d'accélérer le cœur, tendent à le ralentir, donne déjà à supposer que ces substances jouissent d'une nocivité accentuée à l'égard de l'organe central de la circulation. Et cependant, avant d'indiquer cette supposition il faut éliminer une cause d'erreur: il pourrait se faire, en effet, que le ralentissement cardiaque produit par l'apomorphine et l'apodionine chez le lapin, fût, au début au moins, un phénomène d'excitation et non de paralysie.

On connaît la loi formulée par François Franck, loi qui veut que lorsque, sur un organe possédant à la fois des appareils nerveux d'arrêt et des appareils d'excitation, on fait agir une cause excitante qui porte à la fois, et avec une même intensité, sur les deux ordres d'appareils, l'effet produit soit un ralentissement du fonctionnement; car, dans ces conditions, l'activité de l'appareil d'arrêt domine celle de l'appareil excitateur.

Pour ce qui est du cœur, l'excitation de l'appareil d'arrêt peut intervenir au niveau du bulbe ou, au contraire, au sein de l'appareil ganglionnaire intracardiaque. Nous avons donc fait un certain nombre d'expériences en supprimant, au cours de l'intoxication par les substances que nous étudions, l'action de l'appareil d'arrêt du cœur, tantôt par la section du pneumogastrique au cou, tantôt par l'injection d'atropine.

Les premiers résultats obtenus paraissaient favorables à l'idée que le ralentissement que nous observions chez le lapin était, au début au moins, provoqué par l'entrée en jeu de l'appareil d'arrêt excité par le poison. Mais dès longtemps notre attention a été attirée sur les très nombreuses causes d'erreur qui peuvent provenir du mode d'expérimentation habituellement adopé en pareilles circonstances. Et, par la suite, lorsque les documents que nous réunissons au cours de nos expériences seront assez nombreux pour nous permettre des conclusions solidement établies, nous pensons exposer, en quelques mots, nos réflexions sur ce point spécial de technique expérimentale. Pour l'instant, il nous suffira de faire observer qu'ici la cause d'erreur pouvait résulter de la circonstance suivante : l'intoxication se faisant par voie sanguine, et le phénomène dont nous supposions l'existence appartenant forcément au début de cette intoxication, l'accélération cardiaque légère que nos tracés nous montrait succéder à la section du pneumogastrique, pouvait fort bien reconnaître pour cause un commencement de désintoxication résultant de l'interruption des injections.

Le moyen qui, dans l'espèce, était propre à faire éviter l'erreur, consistait à pratiquer la section du pneumogastrique ou l'atropinisation, préalablement à l'injection d'apomorphine ou d'apodionine. En ce cas, si le ralentissement eût eu pour cause une excitation portant simultanément sur les appareils d'arrêt et d'accélération du cœur, la suppression du premier devait laisser au second toute sa liberté d'action, et l'effet précoce de la subtance que nous étudions devait être, non plus de ralentir, mais d'accélérer le cœur. Or l'expérience ainsi conduite nous a montré constamment que le cœur du lapin, soustrait à l'influence des centres bulbaires et des filets terminaux du spinal, se conduisait exactement comme le cœur du lapin non préparé.

Seul un lapin de 1300 gr., auquel nous avions sectionné le vague, nous a donné la série des chiffres suivants après des injections intravasculaires de chlorhydrate d'apomorphine en solution 1 °°/₀₀. pratiquées à raison de 1 cc. de la solution (soit 1 milligr. de substance) de deux en deux minutes. La notation des effets produits était faite aussitôt *avant* l'injection prochaine, c'est-à dire aussi loin que possible de la précédente. (Les chiffres sont ici rapportés à 100 pris comme représentant la normale, c'est-à-dire le nombre des battements avant toute injection).

Avant l'injection		....	100
Après la première	»	....	101
» deuxième	»	....	99
» troisième	»	....	99
» quatrième	»	....	100
» cinquième	»	....	96
» sixième	»	....	96

Mais cette très légère élévation du début est comprise dans l'étendue des erreurs possibles. Par contre, en général, nous obtenions des tracés tels que celui dont les notations suivantes donneront l'image. Ici la suppression de l'action d'arrêt avait été obtenue par l'atropinisation. Le lapin pesait 1655 gr.

Le point de départ étant figuré par	100
La première injection ramène le nombre des battements du cœur à	94
Après la deuxième injection nous avons	94
» troisième » »	92
» cinquième » »	92.5
» septième » »	91

En somme *l'action de l'apomorphine et de l'apodionine se traduit chez le lapin, que l'appareil d'arrêt du cœur soit intact ou qu'il soit paralysé, par le ralentissement des battements.* Il faut donc considérer cette action comme atténuant l'activité cardiaque, d'autant que l'on ne voit point l'énergie des battements croître en proportion du ralentissement, tout au contraire.

Lorsqu'on examine maintenant la façon dont ces deux substances influencent l'appareil circulatoire du chien, on remarque d'emblée que les tracés n'ont pas la même régularité que celle que nous leur avons vu présenter lorsque nous nous occupions de l'apocodéine.

L'*apomorphine,* par exemple, dans une première période, imprime à la pression sanguine et à la rapidité du pouls des oscillations alternatives en plus ou en moins; puis, dans une seconde période, elle fait monter graduellement et le pouls et la pression sanguine.

Des deux tracés que nous figurons, l'un ne montre que la première période de l'action du médicament (fig. III); mais nous l'avons choisi parce qu'il met bien en lumière la raison des grandes oscillations dont nous parlions tout à l'heure. D'emblée on remarque que, à chaque flexion de la courbe des pressions, répond une ascension de la courbe du pouls. Et, de suite, se présente à l'esprit l'interprétation qu'il faut donner à ces oscillations, à savoir qu'elles doivent être le résultat des vomissements provoqués par l'apomorphine. C'est le cas en réalité : l'animal qui a fourni le tracé dont nous donnons ici le graphique, a vomi trois fois au cours du début de l'expérience. A chaque vomissement répond une chute énorme de pression, en même temps qu'une accélération notable du pouls. Mais on voit que, même en dehors de l'acte vomissement, la courbe des pressions a quelque tendance à s'abaisser graduellement.

Le fait est plus net encore dans la fig. IV. Ici le chien n'a pas vomi, mais il a, à coup sûr, présenté un état nauséeux caractésisé par les mêmes oscillations inverses de la pression et du pouls, oscillations dont l'amplitude se trouve notablement réduite.

Puis, dans ce tracé IV, sont inscrits les résultats obtenus dans une seconde période de l'expérience, période qui répond à l'agition délirante de l'animal laissé en liberté, et pendant laquelle la pression sanguine s'élève, en même temps que, contrairement à ce qui se passe chez le lapin, le pouls s'accélère.

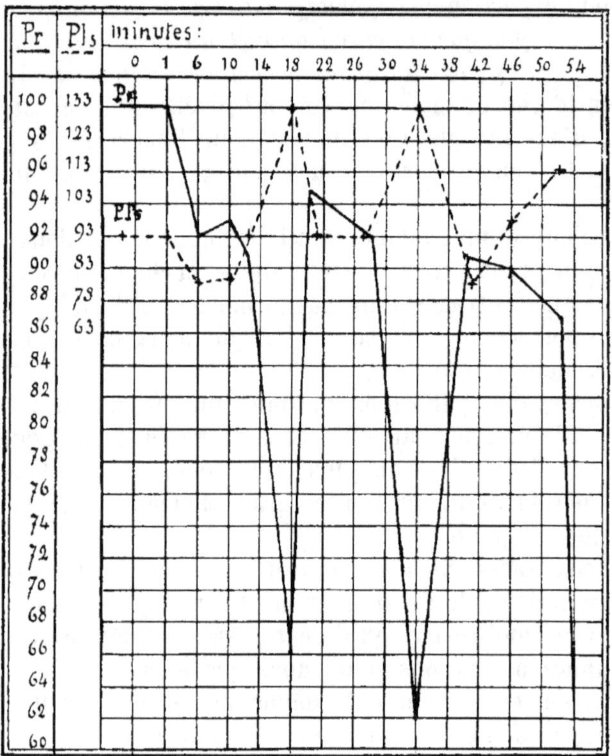

Fig. III. — Apomorphine chez le chien. Solution 1 %, vitesse 1 cc. en 2 minutes.

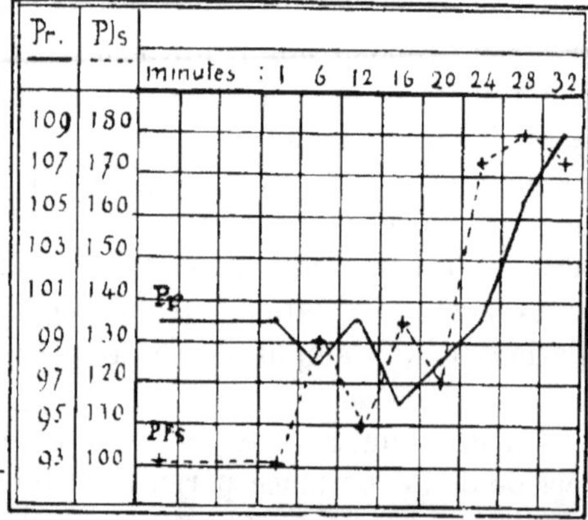

Fig. IV. — Apomorphine chez le chien. Solution 1 %, vitesse 1 cc. en 2 minutes.

Au premier abord, il semblait que ces résultats fussent opposés à ceux que Guinard a enregistrés chez le chien. Selon cet auteur, en effet, l'apomorphine cristallisée, la même que celle que nous a fourni la maison Merk, produirait *l'élévation de la pression sanguine* et le *ralentissement du pouls*. Mais lorsqu'on examine le mode expérimental adopté par Guinard en le comparant au nôtre, on ne tarde pas à se convaincre que c'est dans une différence de la manière de procéder qu'il faut chercher la cause de cette discordance dans les résultats. Les tracés dont Guinard résume la forme par la phrase que nous venons de transcrire, ont été obtenus chez des chiens auxquels on injectait le poison dans les veines jugulaires. Or, en analysant les phénomènes que présentent les animaux de Guinard. lorsqu'il les laisse en liberté après les avoir intoxiqués par voie veineuse, on s'aperçoit qu'ils sont en proie, tout d'abord, à une excitation très vive et que le vomissement, dans la plupart des cas, n'apparaît que très tardivement, une heure et demie parfois après l'injection. L'ascension primitive de la pression qu'a obtenue Guinard répond donc, indubitablement, à l'excitation que présentent, primitivement aussi, les animaux empoisonnés par voie veineuse.

Le procédé que nous employons. par la lenteur relative de l'absorption du médicament qui, injecté à dose fractionnées, arrive au cœur dans un état d'extrême dilution, se rapproche beaucoup plus, dans ses effets, de ce que donne l'injection sous-cutanée. Aussi observions-nous constamment chez nos animaux la nausée et le vomissement précoces, suivis de l'agitation qui, graduellement, si l'on continue les injections, fait place à l'état convulsif au milieu duquel survient la mort. Or si l'on examine celles des expériences de Guinard où il a procédé par injection sous-cutanée, en ayant soin de ne tenir compte que des notations recueillies un espace de temps suffisamment long après l'acte du vomissement, on s'aperçoit que l'auteur enregistre, au début de l'action du médicament, un abaissement de la pression sanguine et une accélération du pouls. Ces tracés-là sont donc semblables à ceux que nous avons obtenus nous-mêmes.

En y regardant de près, ce qui semblait discordance entre nos résultats et ceux de l'auteur lyonnais devient donc, au contraire, concordance absolue. Et, du même coup, nous acquérons la preuve que nous étions dans le vrai en attribuant l'élévation secondaire de la pression à l'influence du délire apomorphinique, puisque Guinard, par un procédé d'injection qui provoque un délire primitif observe une hypertension primitive aussi.

Quant à l'abaissement de la tension sanguine que l'on observe dans la première période de l'expérience, il traduit évidemment l'atteinte que porte l'apomorphine à la stabilité cardiovasculaire. On comprend que lorsque, en raison d'une susceptibilité personnelle, cette hypotension est plus accentuée que de raison, elle vienne préparer le cœur et les vaisseaux à subir, par le fait de la nausée, phénomène dépresseur, une sorte de choc dont puisse résulter l'un de ces collapsus apomorphiniques si profondément inquiétants.

La question à résoudre, en raison des espérances que nous avions fondées sur l'apodionine, était donc de savoir si ce dernier corps paraîtrait moins nocif pour le cœur que l'apomorphine.

L'expérimentation chez le lapin n'était guère encourageante. Celle sur le chien l'est encore moins. Malgré qu'avec la nouvelle substance l'animal ne vomisse guère, ou même ne vomisse pas, sa tension sanguine s'abaisse presque d'emblée et très fortement. On remarque bien, sur le tracé que nous donnons (fig. V), une petite élévation primitive de la tension, mais cette

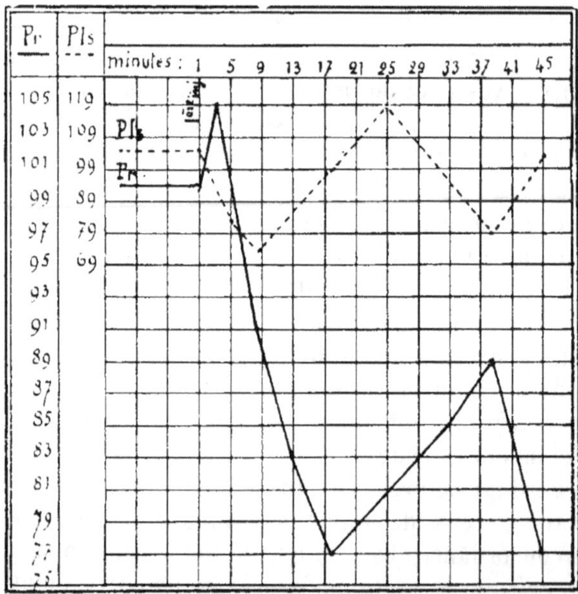

Fig. V. — Apodionine chez le chien, Solution 1 %, vitesse 1 cc. en 2 minutes.

élévation est faible, très temporaire, et on ne la rencontre pas constamment, tant s'en faut.

Les abaissements de pression que montre ce graphique ne sont pas accompagnés très régulièrement d'accélérations cardiaques corrélatives. Néanmoins la forme du double tracé nous porte à nous demander s'il n'est pas intervenu quelque phénomène nauséeux. Quoi qu'il en soit, ce qui est certain, c'est qu'il ne paraît pas que le tracé de l'apodionine soit assez différent de celui de l'apomorphine pour qu'on puisse assurer que le premier de ces alcaloïdes, médicament nauséeux lui aussi, doive être indemne des graves défauts qui ont fait renoncer à employer le second en tant que vomitif injectable,

§ 4. — *Détermination de la résistance du cœur.*

Cependant nous avons tenté de nous rendre compte encore de la valeur de la nocivité de ces trois substances vis-à-vis du cœur, en répétant, avec elles, une expérience que nous avons faite avec les éthers usuels de la morphine. Elle consiste à empoisonner le lapin par injection continue dans la veine auriculaire postérieure en employant le dispositif qui nous sert à établir l'équivalent de toxicité (méthode de Bouchard).

Comme l'on sait, et comme nous l'avons dit au début de ce mémoire, l'apomorphine, l'apocodéine et nous ajoutons l'apodionine tuent le lapin comme le font la morphine et ses éthers ; c'est-à-dire qu'après une période plus ou moins prolongée pendant laquelle l'animal aura présenté les phénomènes pharmacodynamiques caractéristiques de la drogue (délire pour l'apomorphine, sommeil pour l'apocodéine), il survient des convulsions au cours desquelles, ou après lesquelles, la respiration s'arrête et l'animal succombe.

Or si, à ce moment, on établit la respiration artificielle, on peut maintenir le cœur en activité, et, en continuant l'injection de la solution toxique, on peut mesurer quelle quantité du poison il faudra introduire de nouveau pour le tuer à son tour.

Nous avons vu qu'avec la morphine et ses éthers il faut, pour cela, quadrupler, quintupler la dose qui avait arrêté la respiration. Seule la péronine, que les tracés au kymographion montrent déjà très nocive pour l'appareil circulatoire, se comporte d'une façon très spéciale, en ce sens qu'il suffit de prolonger fort peu l'injection pour voir le cœur périr. Et nous avons tiré de cette expérience, un argument de plus pour conseiller de renoncer totalement à l'usage de ce médicament.

Or les expériences de cet ordre que nous avons entreprises sur quinze lapins avec l'apomorphine, l'apodionine et l'apocodéine nous ont montré que les deux premières se comportaient, à peu de chose près, comme la péronine. Il n'y a pas besoin, pour tuer le cœur, de doubler la dose de la substance qui avait été injectée avant qu'il ne parut urgent d'établir la respiration artificielle. Les chiffres moyens suivants en font foi :

	Dose injectée (par kilogr. d'animal) jusqu'à menace d'asphyxie	Dose totale injectée (par kilogr. d'animal) jusqu'à l'arrêt du cœur
Apomorphine ...	0.099	0.115
Apodionine	0.081	0.130

Il nous faut faire observer, tout d'abord, que si, dans la première colonne, on trouve des chiffres plus bas que ceux qui représentent l'équivalent toxique établi page 668, c'est que, forcément, la respiration artificielle doit être établie avant entière cessation de la respiration naturelle, par conséquent avant le moment où l'on arrête l'expérience lorsqu'on recherche l'équivalent toxique.

Il paraît évident que l'apodionine est moins nocive pour le cœur que ne l'est l'apomorphine, mais la différence n'est pas très considérable en tout cas. Quant à l'apocodéine, il semblerait qu'elle est moins dangereuse, car les chiffres que nous avons trouvés sont : 0,054 et 0,152.

En comparant la quantité de substance qu'il est nécessaire d'ajouter à ce qui représente l'équivalent toxique brut chez le lapin, pour obtenir ce qu'on pourrait appeler l'équivalent cardiotoxique, on trouve des chiffres semblant démontrer une nocivité qui décroit dans d'énormes proportions lorsqu'on passe de l'apomorphine à l'apocodéine. Ces chiffres seraient en effet :

Apomorphine	gr. 0,007
Apodionine	gr. 0,046
Apocodéine	gr. 0,098

Au premier abord, ce qui frappe l'esprit c'est cette constatation que, pour tuer le cœur du lapin, il n'est point nécessaire d'ajouter, à la dose toxique brute de l'apomorphine, plus de quelques centigrammes, qu'il faut augmenter celle de l'apodionine de la moitié de sa valeur environ, et celle de l'apocodéine de près du double de cette valeur.

Mais cette manière d'envisager les choses ne serait point correcte, car la mort que donne ces poisons résulte de leur action sur le centre respiratoire, et l'apocodéine étant, à cet égard, beaucoup plus dangereuse, il faut tenir compte, pour apprécier la nocivité vis à vis du cœur, non pas tant de la différence entre l'équivalent toxique et l'équivalent cardiotoxique, que de la valeur absolue de ce dernier. C'est cette considération qui nous a guidés dans le choix des valeurs que nous indiquons plus haut.

Avant de terminer ce chapitre il nous reste à faire une réserve. Il est possible après tout, que la toxicité cardiovasculaire de l'apodionine soit un peu moindre qu'elle ne nous a paru. La pureté de la substance joue, quant à ce côté de la question, un rôle considérable et que dans l'espèce, nous ne nous sentons pas en état d'expliquer aujourd'hui. Guinard avait déjà fait observer que, des deux échantillons d'apomorphine sur lesquels il avait travaillé, l'un, amorphe, lui avait donné des effets déprimants sur le cœur infiniment supérieurs à ceux que développait l'autre échantillon, celui-ci parfaitement cristallisé. Nous avons eu nous-mêmes entre les mains deux sortes d'apodionine. La seconde, sur notre demande, nous avait été fournie plus brute que la première : or cet échantillon a des effets cardiotoxiques non seulement plus intenses que l'autre, mais notablement plus énergiques que ceux de l'apomorphine cristallisée. Bien que nous ne donnions dans ce chapitre que les résultats expérimentaux qui ont été obtenus avec l'échantillon le plus pur, certains procédés de fabrication permettraient peut-être d'abaisser encore l'équivalent de cardiotoxicité que nous adoptons pour l'apodionine. Il nous paraît cependant extrêmement douteux que l'on arrive à obtenir une substance plus pure que celle que nous devions aux soins de M. le prof. A. Pictet.

V. — Effets sur la respiration.

Il nous reste à indiquer en quelques mots les effets qu'exercent l'apomorphine, l'apocodéine et l'apodionine sur la respiration.

Pour l'*apocodéine,* il en est de la respiration comme des phénomènes cardiovasculaires : les modifications qu'elle présente sont assez régulières, les symptômes même de l'empoisonnement ne venant point troubler les résultats de l'action directe du toxique sur le centre respiratoire. Ici, en effet, ni vomissement, ni délire. L'état de somnolence, graduellement croissant, s'accompagne, on le conçoit, d'un ralentissement des mouvements respiratoires qui, chez le chien, comme l'a signalé Guinard, peuvent être réduits au 50 % de leur nombre primitif.

Ce ralentissement est moins considérable et moins régulier, en général, chez le lapin. Chez cet animal aussi, il diffère peu du ralentissement produit par la codéine. Les pauses respiratoires, la respiration périodique caractéristique de l'action de la morphine font ici défaut, comme elles font défaut dans les tracés que donne la codéine. Mais ce qui nous a frappés et nous a paru singulier, c'est qu'en relevant les tracés obtenus au cours d'intoxications par l'apocodéine poussées jusqu'à l'apparition des convulsions, nous n'avons pas vu, en général, ces convulsions précédées d'une période de retour à la rapidité de la respiration, tandis que la pression sanguine, comme nous l'avons dit, tend à se relever dans la période préconvulsive, comme elle le fait sous l'influence de la codéine, et comme le fait aussi, en pareil cas, la courbe des respirations. Ce relèvement de la pression sanguine, toutefois, est beaucoup moins considérable lorsqu'on expérimente avec l'apocodéine que lorsqu'on injecte la codéine.

Quant à l'apomorphine et à l'apodionine, elles influencent la respiration d'une façon complexe : ceci par le fait des nausées, des vomissements et du délire qu'elles provoquent.

C'est ainsi que, chez le lapin, l'*apomorphine*, après avoir parfois et au premier moment, ralenti la respiration, l'accélère par la suite, et cela d'une façon très accentuée quoique irrégulière le plus souvent : la courbe respiratoire présente des mouvements d'ascension suivis de chutes, lesquels doivent se superposer, sans doute, aux périodes d'excitations psychiques suivies des intervalles de calme relatif.

Chez le chien, par contre, l'apomorphine commence par ralentir la respiration, puis elle la rend inégale, irrégulière; parfois il se produit des pauses respiratoires. Cette première période est en rapport avec l'état nauséeux et les vomissements.

Puis, dans une deuxième période, la respiration s'accélère graduellement, mais dans des proportions assez modérées; ce tableau nouveau appartient évidemment à l'état de subdélire qui succède aux vomissements.

Quant à l'*apodionine*, c'est encore ici une substance intermédiaire aux deux autres; elle paraît cependant se rapprocher un peu plus de l'apocodéine.

Chez le lapin elle provoque en général un ralentissement de la respiration. Mais ce ralentissement est fort variable : tantôt très accentué, faisant passer le chiffre des mouvements respiratoires de 75 par minute à 32; il devient ailleurs presque nul (60 à 54). Il lui arrive même d'être remplacé par une légère accélération, le nombre des respirations, dans la minute, passant de 48 à 51 ou même à 60. Mais dans chacun de ces cas, ce qui frappe c'est le fait que ce ralentissement ne s'est pas produit d'une façon régulière et graduellement croissante; il y a, au contraire, des oscillations de la courbe, non point considérables, il faut le dire, mais indiquant toutefois que l'animal n'est point absolument calme. En un mot, la légère excitation psychique que produit l'apodionine chez le lapin, se traduit par quelque tendance passagère à une accélération modérée de la respiration.

Chez le chien, les mêmes oscillations se rencontrent dans la période de début; elles sont en rapport ici sans doute avec un certain état nauséeux, mais elles sont moins considérables que celles dues à l'apomorphine. Puis, dans certains des tracés, on voit se produire une régularisation avec légère accélération qui coïncide, sans doute, avec la disparition de cet état nauséeux et avec un certain degré d'excitation psychique.

En résumé, de nos trois substances, si les deux dernières modifient la respiration d'une façon directe, ces modifications sont masquées par celles qu'imposent les phénomènes d'ordre nerveux qui constituent les éléments essentiels du tableau symptomatique de l'intoxication. Seule l'apocodéine donne un tracé de la respiration dont l'aspect dépend directement de l'action du poison sur l'appareil nerveux respiratoire. L'apomorphine et l'apodionine ne paraissent du reste pas influencer l'appareil respiratoire d'une façon aussi intense ni aussi nocive qu'elles le font de l'appareil circulatoire. Avec ces deux poisons, nous l'avons dit, le danger semble résulter justement de leur action cardiovasculaire.

On pourrait se demander, au contraire, si le ralentissement

de la respiration qui caractérise l'action de l'apocodéine ne pourrait pas rendre ce médicament dangereux pour l'homme de la même façon et par le même processus que cela est le cas pour la morphine. Mais, d'emblée, l'on remarque que l'apocodéine se rapproche, à ce point de vue, non de la morphine, mais de la codéine, si peu toxique pour l'espèce humaine. Or cette innocuité relative, la codéine la doit, nous l'avons vu, à la modicité relative de son action déprimante sur le centre respiratoire. Toutefois, rappelons que l'apocodéine influence ce centre un peu plus que la codéine, puisqu'à l'inverse de celle-ci, elle ne permet pas à l'état préconvulsif de produire l'accélération relative de la respiration. Mais ce petit trait personnel de l'action de l'apocodéine ne suffit pas à inspirer, à l'égard de son emploi chez l'homme, des craintes semblables à celles que peut faire éprouver, en certaines circonstances, l'usage de la morphine.

Conclusions

1° Quant à ses propriétés pharmacodynamiques, l'apodionine (chlorhydrate d'apoéthylmorphine), au lieu de représenter une apocodéine renforcée, se place entre ce dernier alcaloïde et l'apomorphine.

2° Ne purgeant pas le chien d'une façon aussi constante que l'apocodéine, et le faisant vomir parfois, elle ne paraît pas devoir représenter, pour l'homme, le purgatif hypodermique idéal.

3° Son action vomitive ne pourrait être utilisée que si ses effets cardiovasculaires paraissaient moins nocifs que ceux de l'apomorphine; or nos expériences ne semblent pas plaider en faveur de cette supposition.

4° Des trois bases que nous avons étudiées, seule l'apocodéine ne possède sur l'appareil respiratoire qu'une influence directe, pure de toute modification apportée par l'effet des symptômes nerveux de l'intoxication. Cette influence paraît presque semblable à celle de la codéine.

SOCIÉTÉ GÉNÉRALE D'IMPRIMERIE. — GENÈVE.

www.ingramcontent.com/pod-product-compliance
Lightning Source LLC
LaVergne TN
LVHW052018160826
845678LV00003B/1093